ÉTUDE

SUR LES

BAINS DE MER

CONSEILS AUX BAIGNEURS

PAR

LE DOCTEUR CLAPARÈDE

PARIS
A. DELAHAYE, LIBRAIRE-ÉDITEUR,
Place de l'École de Médecine.

MONTPELLIER, TYPOGRAPHIE DE BOEHM ET FILS.

Depuis un siècle environ, depuis les travaux remarquables de Russel, Clarke, Floyer, Buchan et de quelques autres médecins anglais qui, les premiers, ont éveillé l'attention du monde médical sur les *bains de mer*, l'importance du traitement salin est toujours allée grandissant. Aujourd'hui des expériences entreprises sur une plus grande échelle, des guérisons obtenues là où avaient échoué toutes les médications, ont conquis définitivement à ce puissant modificateur de l'économie l'une des premières places dans la matière médicale. Cependant, il faut savoir qu'il en est de l'eau de mer comme des autres médicaments héroïques : elle n'est puissante contre le mal que parce qu'elle est douée d'une grande force.

En médecine, ne le perdons jamais de vue, les agents les plus efficaces sont autant de médicaments énergiques et souvent dangereux qui demandent dans leur application la connaissance intime de leurs propriétés, si l'on veut en retirer tous les avantages que l'on est en droit d'en attendre.

Rien n'agit qui n'a point de force, et si cette force n'est pas dépensée à terrasser un mal, on comprend qu'elle puisse produire des désordres même graves.

Si l'on pensait détruire cet axiome médical, en tant qu'il s'applique aux bains de mer, en nous objectant que beaucoup de baigneurs non malades ne subissent en rien les conséquences de cette médication, nous affirmerions que c'est là une erreur. Et, en effet, parmi ces derniers, quoi qu'on puisse dire, les uns, en raison de leur riche constitution, s'exposent à un péril réel; les autres doivent, non pas à une maladie, puisqu'elle n'existe pas chez eux, nous en convenons avec nos contradicteurs, mais à une faiblesse native que tous plus ou moins possèdent à un degré quelconque, l'avantage de pouvoir prendre les bains de mer, de pouvoir se soumettre à un traitement essentiellement tonique, sans avoir à en souffrir.

En résumé, et pour nous en tenir aux malades, les seuls qui doivent nous occuper, nous dirons:

De la guérison la plus complète à l'aggravation de la maladie, il n'y a souvent d'autre cause que la prescription intempestive de l'eau de mer, ou un mauvais choix entre les différents modes d'administration de cet agent, ou une application inintelligente du moyen choisi, ou encore la mise en pratique de quelques préjugés pernicieux que les malades se transmettent de génération en génération.

C'est là ce que nous allons essayer de démontrer.

TABLEAU

Indiquant la composition chimique et les principales propriétés physiques de l'eau de mer.

	Océan atlantique.	Méditerranée	Manche.
Chlorure de sodium....	25,704	29,542	26,646
Chlorure de magnésium.	2,905	3,219	7,203
Sulfate de magnésie....	2,462	2,477	7,020
Sulfate de chaux.......	1,210	1,557	0,150
Carbonate de magnésie et de chaux.........	0,103	0,117	0,150

Indépendamment de ces quantités de sels trouvées dans un litre d'eau, on découvre aussi par l'analyse chimique des traces d'*iodures*, de *bromures*, de *fer* et de *manganèse*. Enfin, elle contient encore une *matière organique grasse*, *phosphorescente*, due évidemment aux animaux et aux végétaux qui vivent et meurent dans son sein.

Saveur. — Salée et saumâtre.

Densité. — La densité de l'eau commune étant représentée par 1,000, celle de l'eau de mer est de 1,032 dans la Méditerranée, et de 1,028 dans l'Océan.

Température. — La température de la mer varie beaucoup selon la saison, selon les lieux, selon la température ambiante de l'atmosphère.

Sur nos côtes, à partir du mois de juin et dans les premiers jours de juillet, l'eau de mer marque au thermomètre centigrade 17 à 18° environ. Insensiblement la température s'élève, et quand arrive le mois d'août, elle est ordinairement de 25° et s'y maintient jusque dans les derniers jours du mois. A cette époque la température baisse, et le 1er novembre elle est ordinairement à 19°.

Quand on expérimente sur une seule journée, on constate que le *minimum* de la température se trouve le matin avant 11 heures, et le *maximum* entre 11 heures et 4 heures de l'après-midi. C'est à peine si pendant la nuit la température de la mer s'abaisse d'un degré.

État électrique. — L'état électrique de la mer entre en part dans la résultante de ses forces médicatrices.

ÉTUDE

SUR

LES BAINS DE MER

CHAPITRE PREMIER

Théorie de l'action de l'eau de mer.—Conséquences.

Avant de parler des différents modes d'administrer l'eau de mer, essayons d'abord de faire comprendre par quel mécanisme cet agent thérapeutique peut et doit influencer le corps humain. Ce point éclairci, les indications et les contre-indications en seront déduites naturellement, sans qu'il soit nécessaire de parcourir le vaste champ de la médecine entière, en indiquant pas à pas les cas où l'eau de mer est utile ou nuisible, méthode qui nous entraînerait au-delà des limites que nous nous sommes imposées.

Hâtons-nous de dire que, dans l'état actuel de la science, il est possible de se rendre un compte à peu près exact du succès et des insuccès de cette médication, par le simple examen des faits physiques et par l'étude des conséquences rigoureuses, nécessaires, qui en découlent.

Que se passe-t-il sur le corps au contact de l'eau de mer ?

1° Une contraction purement physique due à la différence de température existant entre le corps et l'eau ;

2° Une irritation des papilles nerveuses, disséminées à la surface du corps, due au froid, au choc et à la densité de l'eau, aux molécules salines, à l'état électrique de ce liquide, et, qui sait ?.... peut-être à d'autres états physiques ou chimiques de l'eau de mer non encore connus ;

3° L'absorption d'une certaine quantité d'eau, en vertu des lois de l'endosmose.

Tels sont les faits primordiaux, ceux qui dominent toute la scène, ceux qui nous donneront la raison dernière de tous les phénomènes subséquents, et dans l'ordre physiologique et dans l'ordre pathologique, c'est-à-dire chez l'homme sain et chez l'homme malade.

Conséquences physiologiques.

— Si nous plaçons dans un liquide à 22° centigrades (température ordinaire de l'eau de mer pendant la saison d'été), un corps quelconque, vivant ou non, ayant une température de 37° (température du corps humain), ce corps perdra une partie de sa chaleur et se contractera : c'est là un fait physique, fatal, qui ne peut pas ne pas être. Cette loi est la première que nous subissons au contact de l'eau, et c'est pourquoi tout aussitôt l'enveloppe cutanée se contracte.

Sous l'influence des éléments irritants déjà signalés, ces milliers de papilles nerveuses, placées en sentinelles à la périphérie de tout le corps, sont irritées, et avertissent aussitôt le cerveau, l'axe cérébro-spinal, de cette impression. Et aussitôt, avec l'instantanéité de la foudre, l'axe cérébro-spinal envoie par d'autres nerfs, à tous les organes voisins de la périphérie du corps, l'ordre de se contracter, de se tenir en garde contre cet agent extérieur. Et tout cela se passe ainsi sans notre volonté, contre notre volonté.

En somme : contraction des organes sous l'influence de deux causes de nature différente, mais tendant au même but, tel est le premier effet de l'impression subie par le corps quand il est plongé dans la mer.

La conséquence immédiate de ce phénomène est de diminuer le calibre de tous ces petits canaux sanguins disposés en lacis et placés sous la peau. Le sang qu'ils contiennent est refoulé de proche en proche, dans les plus gros vaisseaux, dans le cœur ; et ainsi se trouvent expliqués naturellement *les battements précipités de ce viscère, la pâleur de la surface cutanée.*

Cette retraite devant l'agent extérieur ne constitue pas la seule résistance de l'organisme : à la défense passive succède la défense active; le cœur, modifié dans sa manière d'être par cet événement, fait un suprême effort sur lui-même, et, repoussant le sang avec une énergie encore plus forte que celle qui l'a poussé dans ses cavités, le fait affluer jusque dans les plus petits vaisseaux, le mettant ainsi en contact direct avec l'eau de mer.

C'est là la *réaction*, cette fièvre purement physiologique, sœur de la fièvre que nous trouvons dans les maladies, se développant dans le corps de l'homme dont les forces ne sont point complètement usées, toutes les fois qu'il y a péril.

Conséquences du traitement salin sur les maladies.

La circulation et le système nerveux, sous l'influence de cette cause excitante, sont fortement stimulés ; les organes paresseux sont réveillés, et les fonctions auxquelles ils président, acquièrent un surcroît d'activité.

Naturellement la peau est, de tous les organes, celui qui retire *d'abord* le plus de bénéfice de la médication balnéaire, et ce n'est point un mal, car ses fonctions ont presque l'importance de celles des poumons. La peau respire tout comme ce viscère, seulement dans des proportions différentes; elle absorbe de l'oxygène, dégage de l'acide carbonique et beaucoup d'eau, ce qui revient à dire que si on la met dans des conditions telles qu'elle accomplisse mieux la tâche importante qui lui est dévolue, les principales fonctions de l'économie en retireront un avantage marqué.

— En rendant à la peau l'intégralité de ses fonctions, les bains de mer favorisent la guérison des *rhumatismes* passés à l'état *chronique*, causés toujours, comme on le sait, par un refroidissement et entretenus par un vice de la transpiration.

C'est encore en favorisant le retour de cette transpiration, que la médication balnéaire guérit les *diarrhées anciennes* reconnaissant les mêmes causes et entretenues par les mêmes circonstances.

Ce n'est pas tout; il existe tout un groupe d'*affections* dites *catarrhales*, contractées pendant une saison humide et froide, et maintenues par une série de refroidissements dus bien davantage à l'impressionnabilité vicieuse de la peau qu'à un défaut de précautions, et qui demandent avant tout, pour guérir radicalement, une médication de la nature de celle que nous étudions ici. En la prescrivant en temps favorable dans toutes ces affections, nous prendrons le mal à sa source, nous l'atteindrons avec plus de certitude; bien mieux, nous mettrons le malade dans les meilleures conditions, pour que le mal, une fois disparu, ne revienne plus. Agir de la sorte, c'est procéder avec méthode et s'assurer du succès. Au nombre des maladies devant être combattues par ces moyens, sont les *irritations de poitrine* revenant tous les hivers, et dont l'origine a été un simple rhume; les *bronchorrhées* caractérisées par une expectoration très-abondante; les *coryzas*, les *angines avec hypertrophie des amygdales, les écoulements blancs de la muqueuse vaginale ou utérine*, etc., etc.....

— Au point de vue des maladies de la peau, les bains de mer semblent présenter une série de contradictions.

Certaines de ces maladies résistent à l'action des bains de mer, d'autres sont augmentées par ces bains; enfin, sous l'influence de la médication saline, on voit survenir quelquefois des éruptions à la surface cutanée.

Avant tout, il faut bien le dire, si l'eau de mer est un excellent agent thérapeutique et modifie avantageusement la manière d'être de la peau dans la plupart des circonstances, elle n'est pas cependant une panacée applicable à tous les cas. Il est rationnel d'admettre, au contraire, que lorsque cet organe est malade parce que l'un de ses éléments anatomiques est le siége, par exemple, d'une vive inflammation, on ne peut qu'augmenter la maladie en le plongeant dans un liquide irritant.

Cependant les erreurs seraient fréquentes si, se basant seulement sur une augmentation du mal, on se hâtait de conclure au danger des bains. Il est des circonstances où l'éruption s'accroît sous l'influence de la médication saline, et néanmoins il faut conseiller au malade de continuer le traitement. Et, en effet, il est des maladies de la peau qui, si elles ne sont pas dues à la faiblesse de cet organe en particulier et à la faiblesse de la constitution du sujet en général, sont néanmoins entretenues par le manque de forces ; et on comprend alors comment un coup de fouet, réveillant à la fois et le mal et le malade, aggrave l'éruption tout en préparant sa guérison. Mais dans ce cas on devra recourir après à des agents spéciaux pour guérir la maladie ; car s'il est des maladies cutanées curables à la rigueur par le seul traitement externe, pommades, bains, etc., etc., il en est beaucoup d'autres qui sont des manifestations d'un mal interne ou d'une diathèse, et alors on comprend combien il serait absurde de demander leur guérison aux seuls bains de mer.

Enfin, s'il est des circonstances où, sous l'influence de l'eau de mer, certains malades sont atteints de légères éruptions, celles-ci prouvent plutôt la faiblesse et la délicatesse de la peau que le danger des bains pour cet organe.

— Quand un agent thérapeutique est assez puissant pour faire vibrer tout l'organisme, il faut s'attendre à de grands effets ; c'est là le propre en particulier de l'électricité, de l'hydrothérapie et des bains de mer, qui tiennent de l'une et de l'autre médication. Le sang refoulé vers le cœur, à travers tous les organes, avec une rapidité qui ne lui est point commune, et revenant avec force à la périphérie du corps, à travers ces mêmes organes, provoque chez ces derniers un surcroît de vitalité dont le bénéfice sur l'ensemble de l'économie ne se fait pas longtemps attendre.

L'estomac, paresseux jusque-là, demande impérieusement une alimentation substantielle ;

Les organes de la digestion travaillent mieux et plus rapidement le bol alimentaire ;

Les vaisseaux chylifères absorbent avec plus d'énergie le produit de la digestion, et le sang devient plus riche.

La richesse du sang, à son tour, fait la force du système nerveux ; et quand celui-ci est fort, il se tait (*sanguis moderator nervorum*), *les douleurs s'apaisent*, le calme revient, et la santé fait place à la maladie.

Ainsi s'explique la rapidité des effets salutaires obtenus par les bains de mer sur les sujets *naturellement faibles* ou *convalescents*, qui viennent demander au traitement salin des forces qu'ils n'ont jamais eues ou qu'ils ont perdues pendant une maladie longue, grave, à la suite des travaux répétés de l'esprit, après de vives émotions morales, après des excès quelconques.

C'est encore à cette simple théorie qu'il faut rattacher les succès constatés chez les *chlorotiques*, *chez les jeunes filles en retard*, dont les forces languissantes ne permettent pas de voir se réaliser en elles, en temps opportun et avec toutes les garanties de sécurité, cette révolution profonde qui doit les préparer au rôle important que leur a réservé la nature.

—*Engorgement des viscères.*—Parmi les personnes du sexe envoyées aux bains de mer, il en est chez lesquelles la faiblesse aidée par une prédisposition native ou acquise, aidée surtout par des accidents particuliers, a amené dans la *matrice* une accumulation de liquides blancs, qui d'abord ont gêné les fonctions de cet organe, puis l'ont altéré dans sa forme, dans sa position, dans sa texture. Sous l'influence de l'eau de mer très-méthodiquement appliquée et favorisée dans son action par des soins appropriés à l'état de la malade, la matrice endormie, empâtée, reprend peu à peu sa vigueur normale, se redresse, chasse ces humeurs..... et devient apte à la fécondation.

Ce n'est donc pas, comme on le voit, par une influence mystérieuse que les bains de mer rendent fécondes certaines femmes.

Quant aux autres viscères (foie, rate, etc.,), ils peuvent retirer de cette médication les mêmes avantages, si l'engorgement dont ils sont le siége est dû aux mêmes causes.

En matière de traitement salin, bien peu de faits restent à éclaircir; il suffit d'être pénétré de quelques vérités physiologiques, pour que rien n'échappe à l'intelligence d'un observateur sérieux. Comment ne pas comprendre, par exemple, après les explications que nous avons données, que les bains de mer associés aux douches sur la colonne vertébrale, peuvent et doivent réveiller le système nerveux et rendre aux *membres amaigris, à demi paralysés,* leur énergie première, si ces accidents reconnaissent pour cause le défaut de forces radicales? Comment ne pas s'expliquer encore la guérison des *entorses* et de tous ces *engorgements* chroniques des articulations, de nature rhumatismale, ou provoqués par une cause externe? Dans un autre ordre de faits, si les enfants malingres, chétifs, restés petits de stature, *grandissent* aux bains de mer, n'est-ce pas aussi en vertu de la théorie que nous avons émise?

Enfin, comme corollaire, cette théorie nous permet également de juger par avance si les bains doivent être nuisibles. Après ce qui a été dit sur le refoulement du sang vers le cœur, qui oserait, par exemple, prescrire les bains de mer aux personnes atteintes d'une lésion sérieuse de cet organe; ou bien encore conseiller cette médication, fortement stimulante du système circulatoire, à un homme vigoureux, au tempérament apoplectique, dont le sang, déjà trop riche et toujours en effervescence, demande avant tout à être calmé? Ne craindrait-on pas avec raison une catastrophe?

En somme, nous serions trop exposé à reproduire les mêmes arguments, si nous parcourions ensemble la série des accidents morbides qui peuvent être combattus avec avantage ou insuccès par l'eau de mer ; il vaut donc mieux nous arrêter à ceux que nous avons signalés, et terminer ce chapitre par quelques mots sur la scrofule.

— *Scrofule.* — Jusqu'à maintenant nous n'avons trouvé, dans l'état général du malade, qu'une faiblesse plus ou moins grande, seule ou tenant en échec un mal local, et il nous a été facile de démontrer comment les bains de mer, par leurs propriétés stimulantes, toniques, en faisaient promptement justice. Il nous reste à examiner si les bains de mer, qui ont une puissance si grande sur l'organisme seulement appauvri, jouissent des mêmes avantages quand l'organisme tout entier est vicié par un de ces principes morbides donnant lieu à des manifestations successives, variées ou non dans leur forme, mais toujours identiques quant à leur nature.

Nous faisons allusion en ce moment au scorbut, à la scrofule, aux tubercules, à la goutte, au cancer, à la syphilis, etc., etc.

De toutes les diathèses, il n'en est qu'une malheureusement qui puisse être combattue avec un plein succès par la médication saline : c'est la *diathèse scrofuleuse.*

Les sujets chez lesquels la maladie est encore à l'état de simple prédisposition, portent déjà sur leurs traits les signes certains du mal qui va les atteindre :

La peau est d'un blanc mat, le nez et la lèvre supérieure sont légèrement bouffis, la tête est forte, les mâchoires sont larges, la poitrine semble avoir été prise dans un étau, le ventre est proéminent, les membres sont grêles. —Les premières manifestations de la maladie portent sur le système glandulaire : les ganglions du cou, de la nuque, des aisselles, etc., s'engorgent, se durcissent, s'ulcèrent. Puis c'est aux glandes de Meïbomius, situées sur le bord libre des paupières, à suivre les diverses phases de cette transformation pathologique. A leur tour, le nez, les oreilles, sont le siége d'une hypersécrétion morbide. Il n'est pas rare encore de voir survenir des abcès sur un point quelconque du corps.

Quand la scrofule, changeant de direction, prend le système osseux pour terrain de manœuvre, elle produit, sous le nom de *rachitisme*, des désordres plus graves encore ; les os s'infiltrent d'un sang noir, prenant bientôt la transparence et la consistance de la gélatine ; le périoste s'épaissit, et le tissu osseux, se raréfiant, perd de son poids. Dans une période un peu plus avancée, l'os moins résistant se courbe sous la traction des muscles. Enfin, le mal s'aggravant toujours, la carie et la nécrose se prêtent la main pour rejeter au dehors cette portion du squelette devenue inutile.

Comme on le voit, ce mal est puissant, et il l'est d'autant que l'organisme sans forces lui laisse toute sa liberté d'action.

De tous les traitements à opposer au développement et à la guérison de cette maladie, il n'en est aucun qui soit à la hauteur du traitement par l'eau de mer. Ici la médication saline remplit le double but que le médecin doit poursuivre, puisqu'elle fournit au malade, et des agents antiscrofuleux, et des agents stimulants et toniques. Le mode d'agir comme tonique nous est connu, nous n'y reviendrons pas. Quant à son action spécifique, elle est due aux iodures, aux bromures, aux sels de chaux, au fer, tous médicaments qu'elle contient et dont l'efficacité est démontrée par les succès les plus nombreux et les moins contestables.

Cependant, il ne faudrait pas croire (et ceci s'applique aussi bien à toutes les maladies combattues avec succès par l'eau de mer qu'à la scrofule en particulier), il ne faudrait pas croire, disons-nous, qu'il suffit de se baigner pour guérir. Que la maladie ait donné lieu à des manifestations très graves ou d'une importance moindre, ce serait perdre un temps précieux, soyons-en bien convaincus, que de ne point la combattre par la méthode d'administration de l'eau de mer, s'appliquant le mieux au sujet que l'on veut guérir. Et encore cette méthode, bonne aujourd'hui, devra, peut-être demain, être modifiée pour mieux répondre à une indication du moment, pour retirer du traitement salin tous les bénéfices qu'il est susceptible d'accorder. Sans compter encore que, dans beaucoup de circonstances, on doit, sous peine de perdre l'avantage acquis, suspendre le traitement, se reposer quelques jours et le reprendre ensuite; l'associer ou non à d'autres agents thérapeutiques dont le but sera, ou de détruire certains effets trop irritants de l'eau de mer, ou de préparer, de régler et d'assurer la guérison.

En résumé, s'il est facile de comprendre comment agit l'eau de mer sur un corps malade, la question au contraire devient complexe, plus complexe surtout que ne le croient les baigneurs, quand il faut appliquer ce médicament.

CHAPITRE II

Quelle époque faut-il choisir pour se rendre aux bains de mer?

Généralement les malades prennent peu de souci de l'époque qu'ils choisiront pour se rendre sur le littoral ; ils ne consultent que leur convenance, ne se doutant en rien de la différence des résultats selon la température de l'eau. Et cependant la logique et l'expérience démontrent, à ne pas en douter, que dans telle circonstance il est préférable de se rendre aux bains, soit pendant les fortes chaleurs des mois de juillet et août, soit dans la période qui précède ou qui suit, alors que l'eau est un peu plus froide.

En principe, les jeunes enfants, les femmes d'une constitution délabrée, toutes les personnes convalescentes d'une maladie grave ; en d'autres termes, tout malade faible, chez qui la réaction s'opère avec difficulté, doit préférer la saison chaude. Chez ces natures, dont l'impressionnabilité vive est due à un amoindrissement des forces, on doit rechercher, en effet, un stimulant faible. Et alors, si ces précautions sages ont été gardées, le malade aura l'avantage de prendre un bain qui sera moins désagréable pour lui et qui, plus sûrement aussi, amènera cette réaction douce, efficace, qui rend les forces et fait renaître à la vie.

Au contraire, les personnes jouissant d'une santé relativement meilleure, celles qui sont dans toute la vigueur de l'âge ou dont la peau est plus aguerrie, doivent préférer les bains un peu plus froids. En effet, quels résultats pouvons-nous attendre d'un bain qui ne fait pas impression sur nous ? Rien, ou presque rien. Pour que le bain soit efficace, répétons-le encore, il faut une réaction, conséquence d'une stimulation quelconque. C'est la raison pour laquelle nous repoussons énergiquement le préjugé qui fait abandonner les bains dès les premiers jours de septembre, dès que la température de l'eau s'abaisse à 20° ; pour beaucoup de baigneurs, la saison des eaux devrait seulement commencer alors, et se prolonger jusqu'à la fin d'octobre. Cette proposition ne pourra surprendre personne, quand on saura que le 1er novembre de l'année dernière un thermomètre plongé dans la mer, aux environs de Cette, accusait 19° ; et huit jours après, plongé dans l'eau du bassin des Catalans, à Marseille, nous donnait le même degré, à un dixième près. Il faut convenir que ce sont là des températures supportables, nullement dangereuses, que l'on doit savoir préférer, quand de la logique des faits découle la preuve qu'elles sont plus puissantes contre le mal.

En France, ne nous le dissimulons pas, on craint généralement le contact de l'eau froide, et cependant nous vivons sous des latitudes qui ne devraient pas la rendre redoutable. C'est un grand tort contre lequel nous devons nous élever ici, trop heureux si parmi nos lecteurs il en est quelques-uns qui, prenant en considération cet avertissement, consentent à demander à cet agent appliqué tous les jours et avec méthode, ce développement physique dont les Russes et les Anglais notamment se montrent si fiers, à juste droit.

CHAPITRE III

Divers modes d'administration de l'eau de mer.

L'eau de mer est administrée ou à l'extérieur ou à l'intérieur.

Nous aurons à examiner tour à tour :

Le bain de mer proprement dit..	Usage externe.
Le bain de mer chaud.........	
Les affusions...............	
Les douches.................	
Les compresses imbibées.......	
L'eau de mer prise en boisson...	Usage interne.
Les gargarismes.............	
Les injections...............	
Les lavements...............	

Enfin, nous parlerons des *bains d'air*, ou en d'autres termes, de l'influence de l'atmosphère respiré sur les plages.

§ 1. Bains de mer.

Le bain de mer est, de tous les modes, celui qui est le plus fréquemment employé, c'est même celui qui résume toutes les prescriptions données à certains malades. On leur a dit, sans plus d'explication, qu'il fallait prendre les bains de mer ; et sans plus d'observations, ils se rendent, dès qu'ils le jugent à propos, sur une plage quelconque. Et là, ils n'ont souvent d'autres guides que leur goût, leur instinct, ou mieux encore les conseils de quelques baigneurs officieux qui, naturellement, n'ont jamais assez d'éloges pour la méthode qui leur rend la santé, ne pouvant pas soupçonner que ce qui leur fait du bien puisse nuire à un autre malade.

Pour procéder avec ordre, nous prendrons le malade au moment où il se rend au bain, et nous le suivrons jusqu'après sa sortie de l'eau.

Précautions à prendre avant le bain.

A QUELLE HEURE FAUT-IL SE BAIGNER ? — La théorie que nous venons d'émettre sur la préférence à donner selon les cas, soit aux bains pris en juillet et août, soit aux bains pris en juin, septembre et octobre, nous servira également à déterminer l'heure la plus favorable pour le bain. En effet, la question, pour être transportée du mois au jour, n'en est pas moins ramenée aux mêmes termes : pour tel malade, y a-t-il avantage à prendre un bain relativement froid ou relativement chaud ?

La température de la mer atteignant son maximum, comme on le sait déjà, entre onze heures et quatre heures, les personnes jeunes, chétives, convalescentes, devront de préférence aller au bain entre ces deux heures extrêmes. Celles, au contraire, qui ont atteint l'âge du complet développement, et qui ont une santé moins délabrée, c'est-à-dire la plupart des baigneurs, devront aller à la mer le matin ou le soir vers cinq ou six heures, sauf les jours ou l'atmosphère est très-chargée d'humidité.

A QUELLE DISTANCE DU REPAS PEUT-ON PRENDRE LE BAIN ? — Dans aucun cas on ne doit point mettre un intervalle moindre de deux heures entre le dernier repas et le bain ; et encore, si le malade se plaint d'avoir la digestion difficile, sera-t-il prudent de lui interdire l'entrée au bain avant que trois heures se soient écoulées. S'il est une exception à apporter à cette règle, elle ne doit exister qu'en faveur des enfants, dont la digestion est faite plus rapidement. Prenant en sérieuse considération les dangers d'une digestion troublée par le contact de l'eau, nous pensons que les baigneurs feraient bien de composer le repas qui précède leur bain, d'aliments peu copieux et très-faciles à digérer.

Il ne faudrait pas cependant tomber dans un excès contraire, et se rendre au bain le matin à jeun. Cette pratique offre, à son tour, ses inconvénients, entre autres celui d'exposer le malade à avoir une faiblesse dans l'eau, ou encore et surtout celui de rendre le bain moins utile, à cause de la réaction rendue difficile, imparfaite, par ce manque de forces absolument volontaire.

Aux personnes qui désireraient aller aux bains le matin de très-bonne heure, immédiatement après leur lever, nous offrons, pour concilier toutes les exigences, de prendre un bouillon gras. Il est parfaitement démontré par l'expérience, qu'un quart d'heure après l'ingestion de cet aliment on peut se baigner sans courir aucun risque.

Costume. — Nous n'avons pas à parler du costume adopté par les hommes, ses dimensions sont trop exiguës pour offrir prise à la critique ; cependant, ce que nous dirons plus tard en parlant du peignoir, est applicable à cette classe de malades.

Quant aux femmes, leur costume étant plus complet, plus variable, surtout quant à la forme, nous nous permettrons d'indiquer celui qui doit avoir la préférence.

De tous ceux que nous avons vus, celui qui remplit le mieux les conditions désirables, est composé de deux parties distinctes, un pantalon et une blouse de même étoffe, en serge, de couleur marron et à carreaux. Si la laine dite *serge* nous paraît être préférable, c'est que, en tant que laine, elle n'est jamais froide au contact ; et grâce à la texture particulière de cette étoffe, les plis des vêtements, alors même qu'ils sont mouillés, restent à distance du corps, circonstance qu'une femme ne doit point dédaigner. Quant à la couleur indiquée, elle n'est certes pas indispensable, mais elle est presque rendue nécessaire, à cause des substances corrosives contenues dans l'eau de mer.

— Les pantalons devront être taillés droit, courts, et se terminer en bas par deux ouvertures assez larges, et non par des coulisses serrant les jambes, ce qui gênerait la libre circulation du sang. Ce vêtement sera retenu par des bretelles, afin de n'avoir pas à comprimer fortement la taille pour le maintenir en place.

— La blouse doit avoir des manches basées sur le même système, et présentant en plus des crevés au niveau des aisselles, toujours pour les mêmes considérations. Enfin, un cordon de même étoffe fixé à ce vêtement pourra servir de ceinture.

— Sur la tête, une résille et un chapeau de paille à larges bords sont plus que suffisants. (Pourquoi craindre de mouiller les cheveux ? il n'y a aucun inconvénient à les plonger dans l'eau de mer.) Nous rejetons sévèrement les bonnets en toile cirée, pour une raison de premier ordre, parce que la transpiration du cuir chevelu étant arrêtée au passage, il en résulte d'abord une accumulation de vapeur humide, qui, par la compression, finit par enrayer cette fonction importante. Et ici, au moment où nous parlons, cette transpiration de la tête mérite d'autant plus de fixer l'attention de la malade, qu'elle atteint des proportions relativement considérables, supplémentaires de la transpiration du corps, qui, plongé dans l'eau, refuse ses services.

— Une paire de brodequins en drap, armés d'une forte semelle, compléteront avantageusement le costume de la baigneuse.

Dans quel état doit être le corps immédiatement avant le bain? — Les baigneurs savent généralement qu'on ne doit point se jeter à l'eau quand le corps est en transpiration. C'est là un précepte sage que nous ne saurions trop recommander. Malheureusement beaucoup de malades exagèrent la précaution, et attendent, presque au contact de l'air, d'avoir froid; là est le vice.

Au moment d'entrer dans le bain, il est bon d'avoir chaud.

Et la raison en est facile à comprendre: si j'ai chaud, je résisterai plus longtemps au contact de l'eau froide, mon bain pourra durer plus longtemps. Si j'ai froid, au contraire, la simple impression de l'eau froide m'enlèvera aussitôt le peu de chaleur qui me reste, et je devrai, au même instant, quitter le bain, bien heureux encore si la dépense de chaleur n'a pas atteint la limite où la réaction devient impossible.

Au moment d'entrer dans le bain, venons-nous de dire, il est bon d'avoir chaud ; et maintenant nous ajoutons : il faut avoir chaud, dût-on se livrer à un petit exercice, se promener pour activer la circulation, pour acquérir cette chaleur.

De la conduite à tenir pendant le bain.

Sur les bords de la Méditerranée, le baigneur s'avance lentement dans la mer, en ayant progressivement de l'eau jusqu'aux jambes, jusqu'au ventre, et finalement jusqu'aux seins. S'il plonge la tête dans la mer, c'est souvent en dernier lieu. Telle est en peu de mots la pratique mal inspirée du plus grand nombre des personnes qui fréquentent ces plages. Sur l'Océan, au contraire, et notamment à Dieppe, Boulogne, Ostende, nous avons vu le guide prendre dans ses bras le malade, et s'avancer à une certaine distance dans la mer ; là s'arrêter et le plonger dans l'eau, *en commençant par la tête.*

Ce n'est point là une variante sans importance. Quand le froid nous saisit sur un point du corps, le sang s'en éloigne pour se porter ailleurs. En conséquence, dans le cas d'immersion par les pieds, pour finir par la tête, il est à craindre que le sang, refoulé de proche en proche, ne détermine une lésion du cerveau.

La façon de procéder que nous approuvons et qui, du reste, est conseillée par tous les médecins, doit subir quelquefois des modifications nécessitées par la pusillanimité des malades. Le guide, au lieu de faire plonger par la tête d'abord le malade qu'il porte dans ses bras, le repose par le dos sur l'eau, de façon à lui faire figurer la planche, et alors, mais alors seulement, il lui fait plonger la tête en appuyant sur les deux épaules. L'une de ces deux sortes d'immersion devrait toujours précéder le bain, ce serait le moyen le plus sûr d'éviter tout accident.

Cependant, si les guides manquaient sur la plage qu'on a choisie, nous pouvons indiquer deux moyens de suppléer à leur défaut. Le premier pourra paraître étrange, n'ayant point encore parlé des douches et des affusions, mais il n'en est pas moins précieux : il consiste à se faire verser un seau d'eau sur la tête, immédiatement avant le bain. Quant au second, il n'implique pas l'intervention d'un tiers : le malade s'avance dans la mer rapidement, en courant, jusqu'à ce qu'il ait de l'eau à la hauteur de la partie supérieure des cuisses, et aussitôt il plonge dans l'eau, la tête la première.

— Après l'énoncé de ce premier principe, nous devons encore éveiller l'attention des malades sur la durée du bain.

Le bain doit être d'une durée d'autant plus courte que le malade est plus faible.

Le bain doit être d'une durée d'autant plus courte que la lame est plus forte.

Enfin, la durée du bain doit être d'autant plus courte que la température de l'eau est plus basse.

Je me permets à ce sujet une courte explication :

Dans la très-grande majorité des cas, les malades viennent, en fin de compte, demander aux bains de mer des forces, ou générales ou locales ; ces forces, ils les trouvent, nous l'avons déjà dit, dans cette excitation particulière du corps qui n'est que la réponse de notre organisme à un agent qui le trouble, le froisse, l'irrite ; phénomène que nous avons appelé du nom de *réaction.*

Tout est là : pour qu'un bain de mer soit tonique, pour qu'il nous donne des forces, il faut que l'organisme réagisse contre lui. En conséquence, ceci admis, tous nos soins doivent porter sur la réalisation de ce fait et sur son maintien dès qu'il s'est produit.

Avant d'aller plus loin, prenons un exemple connu de tout le monde, et qui puisse nous servir d'enseignement.

Si nous tenons dans la main une boule de neige, et que quelques instants après la première sensation de froid nous la laissions tomber, aussitôt le sang et la chaleur afflueront dans cet organe, et certainement sa force sera augmentée. Si, au contraire, résistant à la sensation de froid, nous laissons la boule fondre dans la main, nous perdrons le bénéfice de cette réaction, elle aura lieu très-difficilement ou point du tout; et si l'expérience est poussée trop loin, ou si les forces de l'expérimentateur sont faibles, le membre, au lieu d'augmenter de vigueur, comme dans le premier cas, pourra bien pour quelque temps être paralysé en partie. En somme, selon le point où l'on s'arrête, les effets obtenus varient du tout au tout.

C'est dans des conditions pareilles qu'opèrent les bains de mer. Si le malade sort de l'eau en temps opportun, tous les phénomènes de la réaction persistent pendant la journée, ne vont s'affaiblissant que peu à peu, très-lentement, de telle façon que le corps a tout le loisir de puiser à cette source de vie les forces qu'il demande.

Nous avons dit *en temps opportun;* car le fait de la réaction est un fait essentiellement contingent qui ne peut être soumis à une règle fixe. Pour tel malade, deux ou trois minutes, quelquefois moins, le temps seul de plonger dans l'eau, suffiront pour obtenir le meilleur des résultats; chez d'autres, au contraire, il sera peut-être indispensable d'attendre dix minutes environ. Certainement la résistance vitale du sujet domine la question; mais la température de l'eau, le choc de la lame qui rend cette température plus sensible, doivent également être pris en considération.

Pour ces motifs, ne pouvant préciser exactement la

durée du bain, et voulant néanmoins donner un conseil utile, nous prions les baigneurs de se surveiller attentivement dès les premiers jours. Si après le premier bain, qui aura eu une durée de cinq minutes, la réaction est bonne, ce que l'on reconnaîtra à une légère coloration rouge de la peau, disparaissant sous la pression du doigt pour reparaître dès que la pression cesse, on ne devra ni augmenter ni diminuer la durée des bains ultérieurs. Plus tard cependant, quand le corps sera acclimaté, on devra les augmenter de quelques minutes tous les jours, jusqu'à ce qu'on ait atteint la limite extrême d'un quart d'heure. Si au contraire, après avoir subi le contact de l'eau pendant cinq minutes, on se réchauffe difficilement, c'est que cet espace de temps est trop long, et on devra, dès le lendemain, se soumettre à une seule immersion de quelques secondes. Dans l'une et dans l'autre circonstance, nous aimons à croire que le baigneur n'oubliera pas ce que nous venons de dire sur la température accidentelle de la mer et le choc plus ou moins violent des vagues, et au besoin saura prendre un bain d'une durée plus courte que celui qui a été pris la veille.

Revenons à la boule de neige, et admettons que le malade, au lieu de sortir du bain dans les conditions indiquées, reste dans l'eau.

De deux choses l'une: ou il se livre avec ardeur à l'exercice de la natation, joue dans l'eau, fait des efforts musculaires en luttant contre les vagues; ou bien, plus calme, il reste à peu près immobile dans un milieu dont la température est de beaucoup inférieure à la sienne.

Dans la première hypothèse, le bain, sans doute, peut se prolonger davantage sans danger, et cela parce que la production de chaleur due aux mouvements réitérés des muscles, nous permet de fournir du calorique à l'eau qui nous environne (calorique qu'elle nous enlève constamment) sans, pour ainsi dire, être refroidi nous-mêmes. Ayant pour le moment une double source de chaleur, celle de la vie surexcitée par l'eau de mer, celle due aux mouvements musculaires, il est naturel que le second froid arrive moins rapidement, que la réaction reste maîtresse de la place quelques instants de plus. Mais tout a un terme; ces jeux, ces exercices peuvent bien retarder la réalisation de ce qui est à craindre, mais ils ne sauraient l'empêcher. Sans compter encore que si ces exercices, par leur violence ou leur durée, dépassaient certaines limites; s'ils nous faisaient dépenser des forces au-delà de celles que notre complexion nous permet de fournir sans fatigue, nous serions affaiblis certainement; la réaction ne serait pas aussi franche, et les bons effets du bain seraient compromis.

Dans la seconde hypothèse, c'est en vain que l'organisme, rassemblant ses forces, essaie de lutter contre le froid; vaincu par cet agent de destruction, il le laisse pénétrer dans la place, et presque aussitôt après se manifeste un frisson, signe précurseur de tous les désordres qui vont se succéder, si le corps reste plongé plus longtemps dans ce milieu. Et quand le malade sort de l'eau, ses membres sont agités par un tremblement convulsif, les traits du visage sont allongés, crispés; les lèvres sont bleuies, la peau est marbrée, les extrémités sont glacées, flétries, etc., phénomènes qui persistent tout le jour.

Telles sont les manifestations extérieures de ce bain essentiellement affaiblissant.

En résumé, si le malade doit avoir une crainte, c'est de rester trop longtemps dans l'eau. Une réaction franche est le fait qui doit le préoccuper toujours, s'il veut arriver à une heureuse solution. Et en suivant ce conseil, il aura en outre l'avantage, pendant le jour, d'avoir le corps dispos, alerte, et de dormir la nuit d'un sommeil calme et réparateur.

Précautions à prendre après le bain.

Sur les plages bien organisées, le malade, au sortir du bain, trouve un appareil sous lequel il court se réfugier, appareil qui laisse tomber sur sa tête une pluie d'eau. Cette première opération a le grand avantage de chasser le sang de cet organe, d'éloigner tout accident possible, et en même temps de débarrasser le baigneur d'un commencement de mal à la tête qui, chez quelques-uns, persiste tout le jour avec plus ou moins d'intensité. Aussitôt après il s'enveloppe d'un peignoir ou d'un burnous à capuchon, et se rend dans sa cabine.

Si le soleil est suffisamment chaud pour évaporer rapidement l'eau restée à la surface du corps, on pourra, en se mettant à l'abri du vent et en restant dans ses habits de bain, attendre au soleil d'être desséché. Ce mode tout particulier de *s'essuyer* est supérieur de beaucoup à l'emploi des linges, en ce sens qu'il permet de conserver sur la peau une infinité de molécules salines dont l'effet irritant est de continuer l'action du bain, d'entretenir la réaction. Cependant, si l'intensité des rayons solaires ne permettait pas d'arriver rapidement au résultat que l'on cherche, plutôt que de s'exposer à prendre froid on devrait aussitôt, avec des linges en toile à demi-usés, s'essuyer le corps et se hâter de reprendre ses vêtements.

Il est cependant une petite opération qui doit précéder cette dernière.

Quand la peau est sèche, le moment est venu de faire subir aux différentes parties du corps qui sont le siége d'une maladie, l'épreuve des *frictions* et du *massage*. Le massage consiste dans l'acte de pétrir avec les doigts certains organes placés immédiatement sous la peau, et d'exercer des tractions intelligentes sur les articulations. Quant aux frictions, elles devront être faites, soit avec la main, soit avec une brosse plus ou moins douce, ou bien encore avec un lambeau de flanelle ou un gant de laine; enfin elles seront pratiquées ou sèches ou avec un liquide médicamenteux. On comprend combien, sur ce point, il nous serait difficile de nous étendre davantage, le mode des frictions, leur intensité, les points sur lesquels on doit les appliquer, et les différentes modifications qu'on doit donner au massage, variant à l'infini selon le sujet, selon le mal à combattre, selon l'effet qu'on veut obtenir.

Le baigneur, après avoir mis ses vêtements, pense à se chausser.

Rien de plus simple en apparence, rien de plus mal fait en réalité. Comment se comporte le baigneur? Le plus souvent, et principalement sur les bords de la Méditerranée, il revient sur la plage, se lave les pieds, souillés par le sable, dans la mer, et se chausse.

Quelle que soit la durée du bain, dès qu'on sort de l'eau, il est facile de constater que les extrémités sont froides, et notamment les pieds. Dans des conditions pareilles le sang tend à se porter vers la tête, et c'est pour obvier à cet inconvénient que déjà nous avons préconisé la douche en sortant de l'eau. Ceci admis, il est évident qu'un bain de pieds froid doit être nuisible, qu'un bain de pieds chaud doit être très-utile. Ces bains de pieds, pour être plus efficaces, doivent être pris avec de l'eau de mer, circonstance qui, pendant les fortes chaleurs de l'été, en rend la préparation très-facile, puisqu'il suffit, en arrivant sur la plage, de faire un trou dans le sable où l'eau se rend, et dans lequel on se lavera les pieds en sortant du bain. C'est de cette façon, du reste, qu'ils sont préparés par les guides sur les bords de l'Océan.

Les quelques mots que nous allons dire sur les soins à donner aux cheveux, s'appliquent plus spécialement aux femmes.

La première opération doit consister à les essuyer avec un linge, la seconde à les natter de telle façon que l'air puisse circuler facilement jusque sur le cuir chevelu, et achever ainsi leur dessiccation. Quant à la pommade, nous n'en sommes nullement partisan (aux bains de mer), pour une raison facile à saisir : c'est que les corps gras nuisent à la transpiration et peuvent ainsi développer, et à plus forte raison entretenir les névralgies de la tête. Nous le répétons encore : l'eau de mer n'a aucune action pernicieuse sur les cheveux ; elle peut les rendre rudes, secs, après une saison entière, mais alors il suffit de quelques lavages successifs pratiqués avec de l'eau tiède, pour les rendre à leur premier état.

— Dès que le malade est vêtu, le fait duquel il doit se préoccuper encore et toujours, c'est la réaction. En vue de la réalisation et de la persistance de ce phénomène, plusieurs conseils peuvent être donnés aux baigneurs. Aux uns, à ceux qui jouissent d'une santé assez bonne, on prescrit la promenade à pas précipités, sans aller cependant jusqu'à provoquer la transpiration ; on pourra leur conseiller aussi les divers exercices du corps, tels que l'escrime, la gymnastique. Aux autres, à ceux qui sont impotents ou très-faibles, ou encore qui ont une maladie obligeant à garder le repos, on ordonnera le lit chauffé ; en même temps on leur fera prendre une potion cordiale ou une boisson chaude et stimulante, composée avec du vin de Bordeaux, du Malaga ou de l'Alicante, ou seulement avec des plantes aromatiques, selon l'état particulier du sujet.—Si, parmi ces derniers malades, il en est d'une faiblesse telle que chez eux la réaction, après le bain froid, ne puisse être obtenue par aucun moyen, on devra leur interdire la mer et leur prescrire les bains chauds, sur lesquels nous aurons à parler dans un instant.

Quand des effets opposés se manifestent; quand, par extraordinaire, la réaction, dépassant les limites normales, provoque chez le baigneur une excitation telle qu'on serait presque tenté de la désigner sous le nom de *fièvre*, on doit lui opposer une médication tendant à la ramener dans une voie meilleure. D'abord il sera bon d'espacer les bains et d'en prendre un seul tous les deux ou trois jours. Quant au traitement à suivre pour le moment, il devra consister en boissons rafraîchissantes, composées, soit avec du citron, soit avec un sirop acide. En même temps rien de ce qui a été prescrit pour favoriser la réaction ne devra être employé, si ce n'est cependant le bain de pieds chaud pour le cas où la face vultueuse annoncerait un commencement de congestion cérébrale.

— On peut dire sans exagération que les deux tiers des baigneurs se mettent à table en sortant du bain. Cette façon de procéder est encore une de celles que nous jugeons très-fâcheuses, parce qu'elle contrarie la réaction ; et les baigneurs sont d'autant moins pardonnables que bien peu dans le nombre ignorent que la digestion donne une sensation de froid, en d'autres termes éloigne le sang de la périphérie du corps, pour le concentrer sur l'estomac, sur l'organe où un travail quelconque l'appelle. Manger immédiatement après le bain, c'est donc enrayer la réaction, c'est perdre en partie le bénéfice du traitement salin.

Si le baigneur veut suivre nos conseils, il attendra au moins une heure ou une heure et demie, c'est-à-dire le temps nécessaire pour que la réaction soit franchement établie, avant de prendre son repas.

— Encore une autre erreur à signaler.

Le premier effet des bains de mer est d'exciter l'appétit, et le malade, trop heureux d'un pareil événement, se garde bien de ne point répondre aux exigences de son estomac. Les aliments sont pris substantiels et copieux,... et les embarras gastriques, les indigestions et les diarrhées en sont souvent la conséquence. Il n'y a rien là qui puisse surprendre : dès les premiers bains l'appétit est réveillé, c'est vrai ; mais les forces digestives, si elles étaient amoindries, le sont encore en ce moment. L'estomac, dans cette circonstance, est comme un convalescent, et il faut savoir lui refuser quand il demande au-delà de ses forces. Plus tard, quand la médication balnéaire aura produit son effet tonique sur les organes de la digestion, on pourra, sans avoir à redouter un accident, se rendre à tous leurs désirs, mais jusque-là il est prudent et raisonnable de se montrer réservé.

§ 2. Bains de mer chauds.

Aux périodes extrêmes de la vie, notre corps présente une si faible résistance vitale, que même une seule immersion dans l'eau de mer nous laisse glacés. Ce fait, de la plus haute gravité, devait éveiller l'attention des médecins, et c'est dans le but d'obvier à cette conséquence fâcheuse, que les premiers bains de mer chauds furent prescrits. Depuis lors leur usage a été étendu, et aujourd'hui ils occupent une large place dans la médication balnéaire. C'est ainsi qu'on les ordonne à presque tous les baigneurs pendant les premiers jours de la saison; méthode excellente qui permet ainsi d'administrer l'eau de mer avec les précautions que l'on emploie pour toute médication, nous voulons dire graduellement, en mettant le corps à l'abri d'une trop forte secousse.

Les enfants avant l'âge de trois ans, les vieillards après l'âge de soixante et dix ans, devront exclusivement faire usage de ces bains. Les personnes très-faibles aussi devraient, pour les mêmes motifs, pendant la durée de la saison, se priver de prendre leur bain à la mer.

Ce serait une erreur de croire cependant que le bain chaud peut toujours remplacer avantageusement le bain froid : si l'eau de mer est tonique, excitante, elle le doit en partie à sa température, et ce serait se priver d'un des éléments de son efficacité, que de remplacer l'un par l'autre. Aussi doit-on toujours se baigner à la mer, quand une raison sérieuse ne le défend pas ; et encore, dans beaucoup de cas où leur utilité est parfaitement démontrée, le malade fera bien de s'habituer chaque jour à des températures de plus en plus basses, afin de renoncer le plus tôt possible à ce mode d'administration.

Selon l'état de faiblesse et l'âge du malade, selon la maladie qu'il présente, le bain pourra être pris entre 35 et 25°.

Quant à sa durée elle varie, selon les sujets, entre quelques minutes et une heure.

Enfin, le bain chaud doit être pris, soit avec de l'eau de mer mêlée avec de l'eau ordinaire en diverses proportions, ou bien encore préparé avec 1 kilogr. d'amidon préalablement dissous dans l'eau froide, ou 2 à 3 kilogr. de son, ou avec 500 gram. de colle de Flandre d'abord dissoute dans 3 ou 4 litres d'eau chaude. Tels sont les bains prescrits le plus généralement, mais il ne faut pas oublier qu'on doit encore en varier la composition selon les circonstances.

Il ne nous reste qu'à faire une courte observation sur un accident possible. Sous l'influence d'une température élevée, communiquée à un bain naturellement très-excitant, il n'est point rare de voir la face du malade devenir colorée d'abord, puis rouge et vultueuse, les yeux s'injecter, et se produire, en somme, tous les symptômes d'une congestion cérébrale, si le sujet était abandonné à lui-même. Il est très-facile d'enrayer tous ces phénomènes, et à plus forte raison de les empêcher de se produire, en versant de l'eau froide sur la tête du baigneur.

§ 3. Affusions, douches.

Pour administrer une *affusion*, il suffit de verser en nappe, d'une hauteur de 10 centimètres environ, une certaine quantité d'eau sur une partie du corps; c'est à l'aide d'un seau que cette opération fort simple est pratiquée. On commence généralement par deux affusions, et on arrive insensiblement à quinze ou vingt par jour.

La *douche* ne diffère de l'affusion que par la hauteur de la colonne d'eau, qui varie entre 1 et 8 mètres. A cette hauteur le choc est tel, qu'on a dû se préoccuper de le régler, et c'est dans ce but qu'on a remplacé le seau par des tuyaux terminés ou non en pomme d'arrosoir, et munis à leur point d'origine d'un robinet permettant d'augmenter ou de diminuer la force de projection.

Les appareils pour douches présentent un certain nombre de modifications, dont une entre autres mérite d'être signalée ici.

Le malade, placé debout au-dessous d'une pomme d'arrosoir et au centre d'une cage circulaire formée par des tubes percés d'une infinité de trous, peut recevoir à la fois une douche en pluie fine, sur tous les points du corps, moins la plante des pieds. S'il est nécessaire de préserver un organe du contact de l'eau, il suffit de fermer le robinet correspondant aux tubes qui projettent l'eau sur cet organe.

Les douches sont pratiquées à différentes températures, selon le but que l'on veut atteindre : il est bien rare que la température doive être élevée au-dessus de 30° centigrades. Quant à leur durée, elle varie entre quelques minutes et un quart d'heure si la douche est chaude, entre trente secondes et trois ou quatre minutes si la douche est froide.

C'est surtout après les affusions et les douches, qu'il est urgent de recourir aux moyens auxiliaires excitants, pour favoriser la réaction. En effet, ces moyens thérapeutiques sont généralement prescrits contre les engorgements de nature scrofuleuse, ils sont recommandés aux sujets présentant des tumeurs indolentes, des rhumatismes passés à l'état chronique, avec ou sans ankylose ; enfin, à des sujets dont le tempérament éminemment lymphatique laisse dans la torpeur les organes lésés. Chez ces malades, il ne faudra donc pas craindre de réveiller par des frictions vives, sèches ou médicamenteuses, les parties du corps que l'on aura cru devoir soumettre à l'un de ces agents.

— Pour terminer tout ce que nous avons à dire sur l'administration de l'eau de mer à l'extérieur, il nous reste à rappeler, en passant, que souvent le médecin conseille l'emploi des *compresses* trempées dans l'eau de mer et appliquées sur certains points du corps, ou encore l'usage de l'*éponge* imbibée de ce liquide et promenée sur quelques organes, notamment sur la colonne vertébrale. Ces petits moyens ont leur importance, et ce serait un tort de les négliger. Bien plus, ce sont quelquefois les seuls à employer, surtout chez les jeunes enfants.

§ 4. Usage interne de l'eau de mer.

Jusqu'à ce moment nous ne nous sommes occupé que de l'eau de mer administrée extérieurement; nous devons encore envisager cet agent à un second point de vue, alors qu'on le fait pénétrer dans le tube digestif.

Quoique d'une saveur amère et saumâtre, l'eau de mer est prise sans répugnance, et les malades ne la rejettent jamais par les vomissements. Cette dernière circonstance, assez difficile à prévoir, a permis d'en généraliser l'emploi contre quelques maladies. Nous devons dire que c'est là un mode précieux d'administrer cet agent thérapeutique, et qui rend tous les jours de grands services, quand l'état inflammatoire aigu de l'un des organes de la digestion n'en défend pas l'usage.

Prescrite comme purgatif, l'eau de mer est donnée à la dose de deux ou trois grands verres le matin, à jeun. Aux jeunes enfants il suffit de quatre à cinq cuillerées pour obtenir le même résultat et pour chasser les vers.

Ordonnée comme médicament fondant et diurétique, et conséquemment l'usage devant en être continué longtemps et régulièrement, l'eau de mer doit être prise à la dose de 150 à 200 grammes, deux ou trois fois par jour. Dès le début, il n'est pas rare de voir survenir la diarrhée. Si, par accident, cet effet purgatif persistait après les premiers jours, on devrait aviser, pour éviter au malade une trop grande déperdition de forces. Quelquefois le contraire est observé, la constipation s'établit, et il faut alors suspendre le traitement et prescrire de légers purgatifs. Quoi qu'il en soit, quand l'eau de mer est bien supportée, il y a tout avantage pour le malade à se soumettre à cette médication puissante, dont les heureux effets sont aussi incontestables que ceux des bains eux-mêmes. Il faut savoir vaincre un premier dégoût quand la santé est en jeu, et savoir persister pendant un mois, six semaines, et plus, quand il y a nécessité. En commençant, nous disions que le malade devait procéder par gradation, habituer peu à peu le corps à l'action de l'eau de mer; ici, nous dirons que la marche inverse doit être suivie en quittant les bains, et que ce liquide doit être pris en boisson pendant quinze jours ou trois semaines, quand le malade est rentré chez lui.

L'eau destinée à cet usage doit être puisée au large et à une certaine profondeur, afin qu'elle soit dégagée de toutes les impuretés qui la souillent près du rivage. On doit encore la laisser reposer douze heures environ, la décanter et la filtrer. A cette triple opération, il est des baigneurs qui en ajoutent une quatrième, consistant dans le mélange de cette boisson avec une substance édulcorante. Nous devons avertir ceux qui seraient tentés de renouveler ces expériences de leurs devanciers, que presque toujours le malade, après essai, préfère boire l'eau toute pure. Cependant, rien n'empêche de mêler l'eau de mer avec l'eau douce, le lait ou une décoction d'orge, ou bien encore de boire immédiatement après un liquide d'un goût agréable.

§ 5. Gargarismes.

Sous cette forme, l'eau de mer a souvent réussi contre les engorgements chroniques des organes situés dans la bouche et l'arrière-bouche, et contre le développement exagéré des amygdales.

§ 6. Injections.

Les injections d'eau de mer doivent être pratiquées de la même manière et avec les mêmes précautions que pour les injections de toute autre nature. Administrée sous cette forme, l'eau de mer est susceptible de rendre de très-grands services.

§ 7. Lavements.

On administre encore l'eau de mer par les voies inférieures. Employée ainsi en lavement, à la dose de 500 grammes, soit pure, soit additionnée d'eau ou de lait tiède, elle purge sans provoquer des douleurs dans le ventre. Les médecins la prescrivent sous cette forme, soit comme révulsif, soit pour réveiller les intestins paresseux et vaincre les constipations opiniâtres.

§ 8. Des effets de l'atmosphère maritime sur les malades.

L'air respiré sur les plages contient, indépendamment des éléments communs à l'atmosphère en général, des émanations de la mer. Ces principes salins, mis en contact avec les surfaces internes et externes de notre corps, lui font subir des effets approchant ceux qui résultent des bains. Et ainsi s'expliquent les heureuses modifications que subit l'organisme des malades, alors que, par des considérations de température ou pour toute autre raison, ils n'ont pu, depuis leur arrivée, se baigner une seule fois.

Ces bains d'air, si l'on peut s'exprimer ainsi, devraient être un peu plus recherchés par certains malades. Un de leurs avantages est d'être pris sans s'en douter, considération sérieuse quand le médecin s'adresse à des enfants. Combien n'en est-il pas de ces derniers qui s'étiolent et dépérissent dans les grandes villes, malgré tous les sirops qu'on leur donne, et qui reviendraient vigoureux et vaillants après une année passée sur les bords de la mer, sous la cabane d'un pêcheur de nos côtes.

C'est à cause des propriétés de l'atmosphère maritime, qu'il est d'usage de prescrire la privation des bains de mer, pendant les premiers jours de leur arrivée, aux malades se rendant sur nos plages. En effet, indépendamment des motifs qui doivent obliger toutes les personnes prudentes et surtout les malades, généralement plus impressionnables, de se surveiller davantage quand ils changent de lieux, de manière de vivre, ici nous avons une raison de plus pour défendre le contact de l'eau dans les premiers jours : c'est que le contact de l'atmosphère constitue un commencement de traitement, servant de transition heureuse entre la privation absolue de la médication saline et les bains de mer.

L'influence utile de l'atmosphère une fois admise, nous conseillons aux malades de quitter leur appartement et d'aller souvent sur la plage même, pendant toute la durée de la saison, respirer le grand air, en ayant soin toutefois de se bien vêtir quand l'atmosphère est chargée d'humidité.

CHAPITRE IV

A quelle époque doit-on quitter la mer?

Presque tous les malades se rendent à une station balnéaire avec la volonté bien arrêtée d'y séjourner un temps fixé d'avance : tantôt un mois, tantôt six semaines, ou plus, ou moins. D'autres se promettent de partir dès qu'ils auront pris vingt-cinq ou trente bains, par exemple.

Sur ce point encore, la pratique est en désaccord avec la science.

Pour nous, jusqu'à démonstration du contraire, nous pensons qu'il en est des bains de mer comme des autres médicaments : que la dose qui convient à l'un ne convient pas à l'autre; que la durée du traitement doit varier avec la résistance de la maladie, résistance presque impossible à fixer d'avance d'une manière rigoureuse; que le traitement doit être suspendu, repris, suspendu encore, pour être repris plus tard, selon les phénomènes qui se présentent, incidents ou accidents qui ne sauraient toujours être prévus d'avance.

Que l'on nous pardonne si nous répétons sous des formes différentes l'idée que nous cherchons à faire prévaloir, cette idée que les bains de mer constituent une médication *comme toutes les autres*. Nous ne cherchons pas à la placer en tête de ligne, nous voulons encore moins en faire un remède à tous les maux; mais, de grâce, qu'on la prenne au sérieux! qu'on lui fasse l'honneur de la mettre à côté des préparations ferrugineuses ou sulfureuses, par exemple, que personne ne prend ou suspend sans avis du médecin!

Nous n'irons pas jusqu'à dire que le malade ne doit quitter la mer que lorsqu'il sera complètement guéri; mais il fera bien de rester jusqu'à ce que l'amélioration soit parvenue à un point que le retour au mal soit difficile; en d'autres termes, il faut que l'impulsion vers le bien, vers la santé, soit franchement établie. Parvenu à ce point, si ses occupations le réclament ailleurs, il pourra s'éloigner avec la satisfaction de n'avoir point fait un voyage inutile. Et c'est là, il faut bien le dire, le moindre inconvénient de ces traitements commencés et laissés en suspens au moment critique, de ces traitements abandonnés après avoir secoué le corps en pure perte.

Il n'y a donc pas un chiffre à atteindre, mais il y a un effet à obtenir, et, quand cet effet est obtenu, il faut suspendre la médication. Et ce serait encore un grand tort de croire qu'en prenant plusieurs bains par jour, on hâtera la solution du problème. Les doubles doses ici ne conviennent que rarement et à très-peu de sujets, car le principe qui doit toujours guider est celui-ci : à une maladie chronique, il faut opposer un traitement chronique.

CHAPITRE COMPLÉMENTAIRE

Pour compléter ce travail, nous allons donner, au courant de la plume, une série de conseils qu'il eût été difficile de placer dans les chapitres qui précèdent.

*
* *

Les baigneurs devront éviter les plages vaseuses.

*
* *

Si, dans le voisinage du lieu où l'on se baigne, une rivière ou un fleuve se rend dans la mer, on devra mettre à profit cette circonstance, qui permet d'avoir à sa disposition des bains d'eau de mer pure et des bains mêlés à l'eau ordinaire. Les malades très-jeunes, les personnes convalescentes ou très-impressionnables, se baigneront sur la plage vers laquelle se dirige l'eau de la rivière; les autres, ceux qui demandent un stimulant plus énergique, se baigneront de l'autre côté et le plus loin possible de ce cours d'eau.

*
* *

Il y a tout avantage à prendre un logement dans une maison bordant la plage, afin de respirer toujours l'air pur de la mer.

*
* *

Avoir le soin de prendre un appartement dont la superficie et la hauteur soient en rapport avec le nombre des personnes qui doivent l'habiter.

*
* *

Ne pas occuper une maison nouvellement construite, ni un rez-de-chaussée bâti au niveau du sol.

*
* *

Éviter les lits trop moelleux : ils affaiblissent.

*
* *

Composer ses repas d'aliments nutritifs et de digestion facile.

*
* *

Se priver de boire de l'eau pure, surtout dans les pays où on ne dispose que d'eau de citerne.

*
* *

Porter la flanelle.

*
* *

Ne jamais sortir le soir avec des vêtements légers.

*
* *

Se promener sur la plage, en ayant soin toutefois d'avoir une bonne chaussure pour préserver les pieds de l'humidité.

*
* *

Le vent soufflant de la mer est le plus avantageux pour le malade, c'est le seul qui soit chargé d'éléments salins.

*
* *

Sur l'Océan, le bain doit être pris à la marée descendante, sans attendre cependant que la mer soit trop éloignée, et non à la marée montante, à cause des immondices que l'eau refoule vers les rivages.

*
* *

Les personnes à peau délicate devront éviter de se baigner quand la mer est phosphorescente, parce qu'elles peuvent être exposées à voir survenir une éruption, ou miliaire ou prenant les caractères de l'urticaire.

*
* *

C'est surtout pendant les fortes chaleurs des jours caniculaires (du 24 juillet au 23 août) que les baigneurs ont à craindre les érysipèles vulgairement appelés *coup de soleil.* Pendant toute cette période, ils doivent donc, surtout pendant le bain, se préserver la tête et les épaules par un chapeau de paille à larges bords.

*
* *

Il est des personnes, surtout parmi les femmes, qui sont saisies, au contact de l'eau froide, par un sentiment tel de constriction, de malaise, qu'elles risqueraient fort de tomber en syncope, si elles persistaient à vouloir rester dans l'eau. Ces natures très-impressionnables ne doivent se rendre au bain que lorsque la température est très-élevée; et encore, si cette précaution seule ne suffisait pas, il serait prudent de procéder par immersions successives, mais séparées l'une de l'autre par un temps plus ou moins long passé hors de l'eau. Ce bain scindé, pris par fractions, est généralement bien supporté par les malades.

*
* *

Les personnes qui ne savent pas nager ne doivent pas dépasser le point où elles ont de l'eau jusqu'à l'estomac. Si elles franchissaient cette limite, elles seraient exposées à perdre pied, et cela parce que la poitrine, remplie d'air, a une tendance à remonter sur l'eau.

Pour ne pas être renversé par le choc de la vague, il faut tenir les pieds légèrement écartés et recevoir la lame de côté.

*
* *

Après les premiers bains, les malades se plaignent quelquefois d'un peu de courbature, de fatigue. Ces phénomènes prouvent jusqu'à un certain point l'efficacité des bains, et ne doivent pas, en conséquence, autoriser le baigneur à suspendre le traitement.

*
* *

C'est encore après les premiers bains que les femmes atteintes de pertes blanches, de douleurs dans la matrice, se plaignent quelquefois de l'aggravation de leurs maux. Même réponse que pour le cas précédent.

*
* *

Les bains froids entre 5° et 15° ne conviennent que très-rarement. Ils ne sont conseillés que pour provoquer une grande perturbation dans le corps, pour combattre les névroses puissantes connues sous le nom de chorée, épilepsie, etc...

*
* *

Sous l'influence de la médication saline, la menstruation est généralement avancée de quelques jours, quelquefois de huit et dix jours. Jusqu'au moment où se montrent les règles, la femme peut se rendre à la mer. Pendant toute la durée de ce travail physiologique, assez souvent augmentée pendant le séjour aux bains, il est très-sage de suspendre le traitement, *quels que soient les exemples qu'on ait sous les yeux*. Cependant, si cette durée dépassait de beaucoup la limite ordinaire, et si en même temps cet écoulement était devenu séreux, on pourrait recommencer l'usage des bains.

*
* *

Si, par extraordinaire, la menstruation était retardée, on devrait en rechercher la cause et la combattre, car on ne saurait attribuer ce fait à la médication saline.

*
* *

Il est des femmes qui, après chaque bain, voient survenir un peu de sang. D'autres, arrivées à l'âge critique, ont vu reparaître leurs règles. Ce sont là des faits sans gravité, quand ils sont dus seulement à l'action stimulante de l'eau de mer.

*
* *

La grossesse ne contre-indique pas formellement les bains de mer; mais les dames enceintes devront, pendant le bain, éviter le choc des lames sur le ventre. Nous devons les avertir que les promenades en bateau ne leur conviennent nullement.

*
* *

Les dames qui allaitent peuvent également se baigner à la mer.

Un dernier conseil, en terminant, le plus important de tous :

Dans tout ce que nous avons dit, il a été facile de remarquer que nos avis s'adressaient à l'ensemble des baigneurs ou à certaines classes de malades, mais que, dans aucun cas, nous n'indiquions exactement le traitement à suivre pour telle maladie. Cette lacune a sa raison d'être, et nous devons la justifier ici. Quand, dans un écrit médical, on s'adresse aux gens du monde, il faut se préoccuper bien plus d'éveiller l'attention du lecteur sur tel ou tel point sérieux qu'il croit sans importance, de le tenir en garde contre certaines erreurs, en lui montrant du doigt par où il pèche, plutôt que de lui donner les moyens de se traiter lui-même. Compris dans ce sens, un ouvrage ou une brochure peut rendre de grands services ; tandis que, conçu dans un esprit différent, il ne peut être que nuisible, dangereux, en fournissant au malade une arme dont il n'a jamais appris à se servir.

Ramenée au sujet qui nous occupe, cette lacune est très-facile à combler, et c'est par là que nous finissons.

Avant de se rendre aux bains de mer, le malade doit consulter son médecin, se renseigner en tout point et très-exactement sur les plus petits détails du traitement à suivre. Ce n'est pas tout; arrivé sur le littoral, il faut encore être en correspondance suivie avec ce dernier, afin qu'il puisse, de loin comme de près, suivre toutes les phases de la médication, et la modifier, la prolonger ou la suspendre s'il le juge opportun.

TABLE DES MATIÈRES

Introduction.. III
Tableau indiquant la composition chimique et les principales propriétés physiques de l'eau de mer......... 5

CHAPITRE PREMIER. — Théorie de l'action de l'eau de l'eau de mer. — Conséquences.................. 7
Conséquences physiologiques.............. 8
Conséquences du traitement salin sur les maladies............................ 10
Engorgement des viscères............. 15
Scrofule................................ 17

CHAPITRE II. — Quelle époque faut-il choisir pour se rendre aux bains de mer?...................... 21

CHAPITRE III.— Divers modes d'administration de l'eau de mer....................................... 24

§ 1. Bains de mer.......................... 25
Précautions à prendre avant le bain........ 25
A quelle heure faut-il se baigner?.......... 25
A quelle distance du repas peut-on prendre le bain?.......................... 26
Costume.............................. 27
Dans quel état doit être le corps immédiatement avant le bain?...................... 29
De la conduite à tenir pendant le bain...... 30
Précautions à prendre après le bain......... 36

§ 2. Bains de mer chauds.................... 42
§ 3. Affusions, douches.................... 44
§ 4. Usage interne de l'eau de mer............ 46
§ 5. Gargarismes.......................... 48
§ 6. Injections........................... 49
§ 7. Lavements............................ 49
§ 8. Des effets de l'atmosphère maritime sur les malades............................ 49

CHAPITRE IV. — A quelle époque doit-on quitter la mer? 52

CHAPITRE COMPLÉMENTAIRE..................... 55

www.ingramcontent.com/pod-product-compliance
Ingram Content Group UK Ltd.
Pitfield, Milton Keynes, MK11 3LW, UK
UKHW031949260826
14628UKWH00004B/1957

9 782019 662622